Eisen: Ein starkes Element für Ihre Gesundheit

Fühlen Sie sich häufig müde und schlapp, sind wenig belastbar und können sich nur schwer konzentrieren? Das könnte an einer schlechten Eisenversorgung liegen.

Mit etwa 4 g ist Eisen das häufigste essenzielle Spurenelement im Körper. Jede unserer Körperzellen braucht Eisen. Als elementarer Baustein des roten Blutfarbstoffs Hämoglobin ist es für den Sauerstofftransport im Blut und die Sauerstoffverwertung im zellulären Energiestoffwechsel unerlässlich. Eine gute Eisenversorgung ist deshalb die Voraussetzung für unsere Vitalität sowie für die optimale Funktion des Gehirns und Immunsystems.

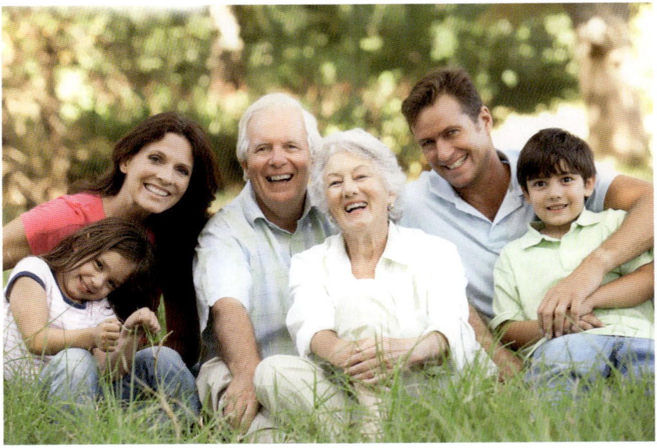

Eisen: Aufgaben und Funktionen

Eisen ist das vierthäufigste aller Elemente und das häufigste Übergangsmetall auf der Erdoberfläche und in lebenden Organismen. Eisen ist für den Menschen überlebenswichtig und wird zu den Spurenelementen gerechnet.

Hauptaufgabe des Eisens in unserem Körper ist der Sauerstofftransport aus der Lunge zum Ort der verschiedenen Körpergewebe und Organe.

Die Neubildung von roten Blutkörperchen, die sogenannte Erythropoese, ist obligat eisenabhängig. Die eisenhaltigen Proteine Hämoglobin und Myoglobin versorgen jede Zelle unseres Körpers mit dem für den Energiestoffwechsel lebenswichtigen Sauerstoff.

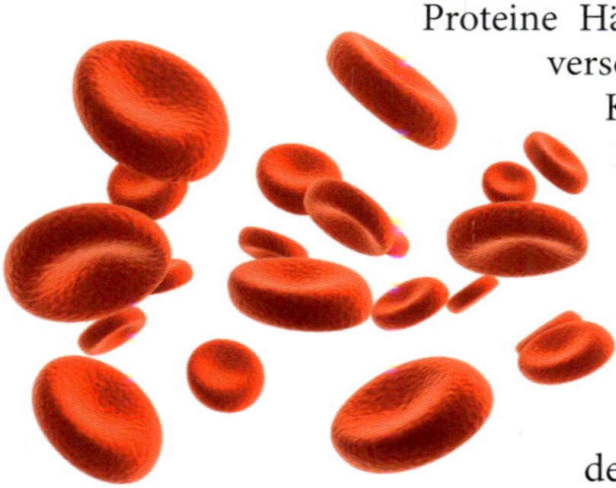

Eisen ist zusätzlich an der Produktion von Hormonen und Neurotransmittern (z. B. Dopamin), der Kollagensynthese sowie zahlreichen Aktivitäten von Enzymen, die bei Entgiftungsprozessen und der Beseitigung freier Radikale (Katalase) eine Rolle spielen, beteiligt.

Patientenratgeber

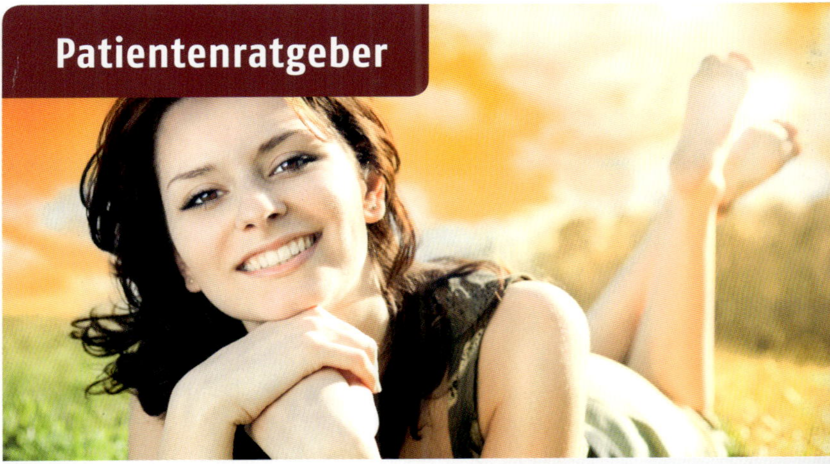

Eisen

Das Element des Lebens

Wie Sie mit dem Spurenelement Eisen
- Ihren Stoffwechsel verbessern,
- Ihre körperliche und geistige Leistungsfähigkeit unterstützen,
- Ihre Lebensqualität verbessern können!

3. Auflage

Wissenschaftliche
Verlagsgesellschaft
Stuttgart

Eisen – Das Element des Lebens

Liebe Patientin, lieber Patient,

wir freuen uns über Ihr Interesse an Fragen zur Gesundheit und Prävention.

In diesem Ratgeber erhalten Sie aktuelle medizinisch und wissenschaftlich fundierte Informationen, wie Sie mit dem essenziellen Spurenelement Eisen

- Ihren Stoffwechsel verbessern,
- Ihre körperliche und geistige Leistungsfähigkeit unterstützen,
- Ihre Lebensqualität verbessern können.

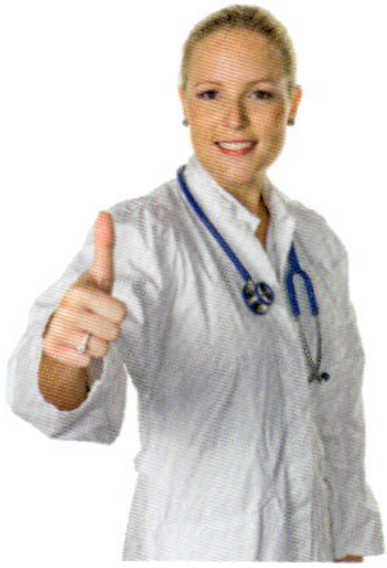

Dieses kleine Büchlein wird Ihre Gesundheit und Ihr Krankheitsrisiko stärker beeinflussen als Sie auf den ersten Blick glauben.

Nehmen Sie sich Zeit zum Lesen! Wir versprechen Ihnen, es lohnt sich. Bei Fragen wenden Sie sich bitte an Ihren Arzt oder Apotheker!

Tab. 1 Wichtige Aufgaben und Funktionen von Eisen

Aufgaben	Funktionen
Sauerstoffversorgung	Sauerstofftransport (Hämoglobin), Sauerstoffspeicherung im Muskel (Myoglobin)
Energiestoffwechsel	Energieproduktion in den Mitochondrien, Elektronentransport in der Atmungskette (ATP-Produktion)
Kollagensynthese	Regeneration von Knochen, Knorpel und Bindegewebe
Produktion von Hormonen und Neurotransmittern	Produktion von Nervenbotenstoffen (z. B. Dopamin) und dem Schilddrüsenhormon Thyroxin im Gehirn
Entgiftungsprozesse	Entgiftung durch eisenhaltige Enzyme (z. B. freie Radikale durch die eisenabhängige Katalase)

Eisenmangel ist weit verbreitet

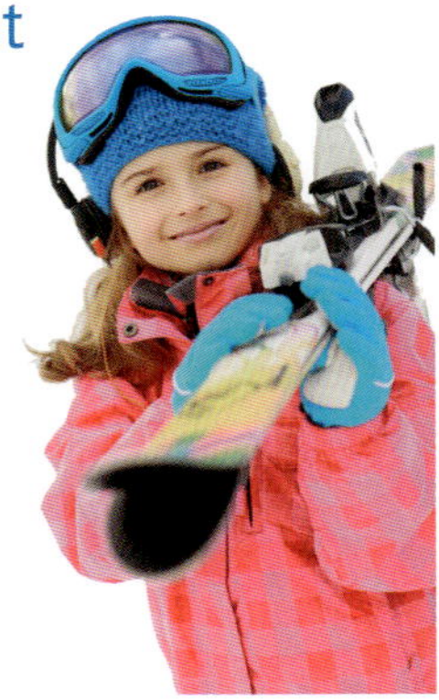

Eisenmangel tritt vor allem bei Mädchen, Schwangeren, Stillenden, Frauen mit starken Monatsblutungen und Vegetariern auf. Bis zu 75 % der Frauen im Alter zwischen 14 und 50 Jahren sind nach aktuellen Studien nicht ausreichend mit Eisen versorgt. Ein leichter Eisenmangel kann bei Kleinkindern im Alter von 12–18 Monaten bereits zu deutlichen Störungen in der Intelligenzentwicklung führen. Bei Sportlern ist Eisenmangel die häufigste Ursache für mäßige Leistungen und eine schlechte Regenerationsfähigkeit.

Wichtig
Kinder brauchen genügend Eisen für ihr Wachstum und die Intelligenz. Bei vegetarischer Ernährung kann das zum Problem werden!

Eisenmangel ist neben dem Vitamin-A- und Jodmangel die häufigste Mangelerscheinung überhaupt. Bis zu 30 % der Weltbevölkerung, fast 2 Milliarden Menschen, sind davon betroffen. Besonders Menschen in Entwicklungsländern Afrikas, Mittelamerikas und Südostasiens sind aufgrund einer fleischarmen Ernährung mit Eisen unterversorgt.

Eisenmangel: Risikogruppen

Neben Fehlernährung kann Eisenmangel auch durch eine krankheitsbedingte Störung der Eisenaufnahme (z. B. Sprue/Zöliakie, Gastritis) und okkulte Blutungen im Magen-Darm-Trakt (z. B. Colitis ulcerosa, Magengeschwüre) entstehen. 1 ml Blut enthält etwa 0,5 mg Eisen, sodass Blutverluste (z. B. Blutspenden, Hämorrhoiden, Regelblutungen) zu ausgeprägtem Eisenmangel führen. Auch einige Medikamente wie Magensäurepuffer und Abführmittel stören die Eisenaufnahme.

Tab. 2 Die wichtigsten Risikogruppen

Risikogruppen und Risikofaktoren	Ursachen für erhöhten Bedarf
Kinder und Jugendliche	Wachstum, geistige Entwicklung
Frauen	Eisenverluste durch Monatsblutung
Schwangere, Stillende	Steigerung des Eisenbedarfs um 100 %, Blutverluste bei der Geburt
Vegetarier	Geringer Eisengehalt der Nahrung
Ältere Menschen	Geringe Nahrungsaufnahme bei vermindertem Appetit
Sportler	Erhöhter Bedarf und Verlust (Urin, Schweiß)
Blutverlust (z. B. Blutspenden, Operationen, Regelblutungen)	Eisenverlust durch Blutverlust
Arzneimittel (z. B. Antazida, Schmerzmittel, Antibiotika, etc.)	Störungen der Eisenaufnahme und Eisenverwertung, erhöhte Eisenverluste
Magen-Darm-Erkrankungen (z. B. Colitis ulcerosa)	Störungen der Eisenaufnahme und Eisenverwertung, erhöhte Eisenverluste
Angeborene Stoffwechselstörungen (z. B. Phenylketonurie)	Mangel an tierischem Eiweiß

Eisenmangel: Symptome

Wer an Eisenmangel leidet, fühlt sich zunächst müde und erschöpft und wird anfällig für Infekte. Wichtige Organe wie Gehirn und Herz werden nicht mehr optimal mit Sauerstoff versorgt. Die geistige und körperliche Leistungsfähigkeit sinkt. Im Alter von 12–18 Monaten kann eine Unterversorgung mit Eisen die Intelligenzentwicklung irreparabel stören.

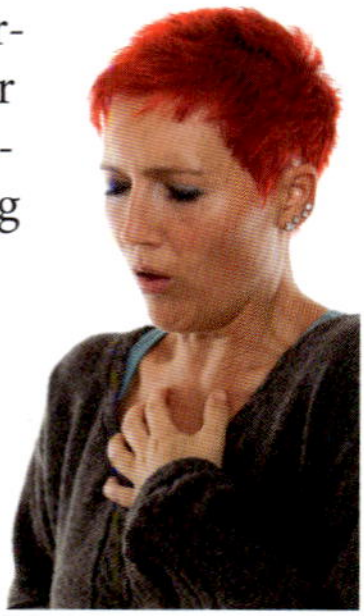

Bei Schulkindern können Lern- und Konzentrationsstörungen die Folge sein. Eisenmangel beeinträchtigt die Energieproduktion in den Kraftwerken unserer Zellen, den sogenannten Mitochondrien. Es kommt zum allgemeinen Leistungsabfall. Typische Symptome sind leichte Ermüdbarkeit, innere Unruhe, Kopfschmerzen, Nervosität, Vergesslichkeit und eine erhöhte Kälteempfindlichkeit. Eine Unterversorgung mit Eisen kann sich durch Herzklopfen und einen schwachen, schnellen Puls äußern. Die Betroffenen leiden häufig unter Kurzatmigkeit bei körperlicher Belastung (z. B. Treppensteigen). Besonders sensibel reagiert auch die Schilddrüse auf Eisenmangel.

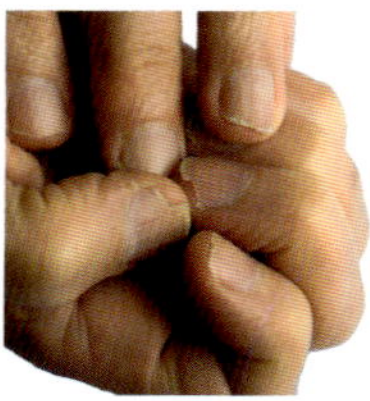

Haarausfall oder brüchige Fingernägel können bei Frauen die Folge eines Eisenmangels sein. Schließlich kommt es zum ausgeprägten Eisenmangel mit Blutarmut (Eisenmangelanämie), im Fachjargon auch mikrozytäre hypochrome Anämie genannt.

Eisen: Empfohlene tägliche Zufuhr der Ernährungsgesellschaften

Männer und Frauen sollten täglich 10 mg bzw. 15 mg Eisen mit der Nahrung aufnehmen. Schwangere haben einen doppelt so hohen Eisenbedarf von 30 mg pro Tag. Bei Stillenden liegt der tägliche Eisenbedarf bei 20 mg Eisen.

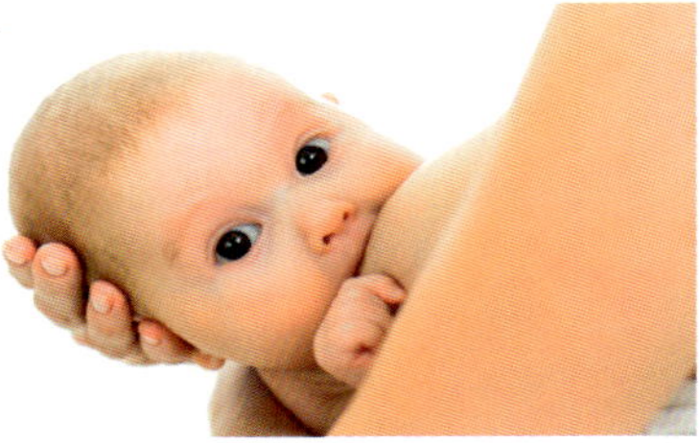

Tab. 3 Empfohlene Eisenzufuhr

Alter	Eisen pro Tag
Säuglinge: 0 bis unter 4 Monate	0,5 mg
Säuglinge: 4 bis unter 12 Monate	8 mg
Kinder: 1 bis unter 4 Jahre	8 mg
Kinder: 4 bis unter 7 Jahre	8 mg
Kinder: 10 bis unter 13 Jahre	12–15 mg
Kinder: 13 bis unter 15 Jahre	12–15 mg
Jugendliche und Erwachsene:	
15 bis unter 19 Jahre	12–15 mg
19 bis unter 25 Jahre	10–15 mg
25 bis unter 51 Jahre	10–15 mg
51 bis unter 65 Jahre	10 mg
65 Jahre und älter	10 mg
Schwangere / Stillende	30 mg / 20 mg

Achtung
Eisenmangel in der Schwangerschaft steigert das Risiko für Frühgeburten und niedriges Geburtsgewicht! Während der Schwangerschaft entfällt zwar der menstruelle Blutverlust, aber es werden zusätzlich für den Fetus etwa 300 mg, für die Plazenta etwa 50 mg und für das vermehrte mütterliche Blutvolumen etwa 450 mg Eisen benötigt. Dementsprechend verdoppelt sich der Eisenbedarf von 15 auf 30 mg Eisen pro Tag.

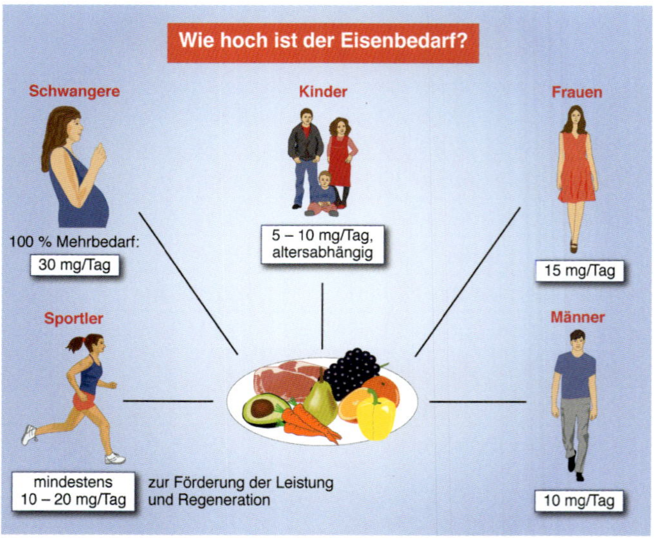

Lebensmittel, die Eisen enthalten

Eisen aus Lebensmitteln tierischer Herkunft (= Hämeisen) kann der Körper zu etwa 30 % verwerten. Das in pflanzlicher Kost enthaltene Eisen (= Nicht-Hämeisen) wird nur zu etwa 5 % verwertet, da die darin enthaltenen Phosphate, Phytate und Oxalsäuren mit Eisen schwerlösliche Komplexe bilden. Die Kombination mit Vitamin C (z. B. Fruchtsäfte) kann die Eisenaufnahme aus pflanzlicher Kost verbessern. Eisen aus pflanzlichen Extrakten, bei denen die Komplexbildner entfernt wurden (z. B. Curryblattextrakt), liefern dagegen gut resorbierbares Eisen. Vegetarier sind häufig nicht ausreichend mit Eisen versorgt. Auch Kaffee, schwarzer Tee und Milch beeinträchtigen die Eisenaufnahme.

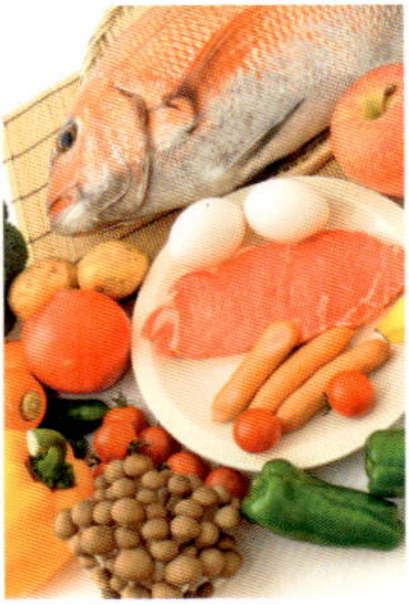

Tab. 4 Eisengehalt von Lebensmitteln

Lebensmittel	Eisengehalt (mg pro 100 g)
Schweineleber	15,8
Linsen	7,5
Miesmuscheln	5,1
Spinat	4,1
Roastbeef	2

Schwangerschaft: Eisen für zwei

Der Ausspruch „Essen für zwei" trifft vor allem auf die Eisenversorgung in der Schwangerschaft zu. Durch den hohen Eisenverbrauch hat die Schwangere einen Mehrbedarf von 100 %, sodass sich der physiologische Eisenbedarf bei ihr von 15 auf 30 mg Eisen pro Tag verdoppelt. Eisenmangel tritt besonders gegen Ende der Schwangerschaft (2. und 3. Trimenon) und während der Stillzeit auf. Das Risiko für Frühgeburten, verringertes Geburtsgewicht und die Sterblichkeit bei Mutter und Kind steigen!

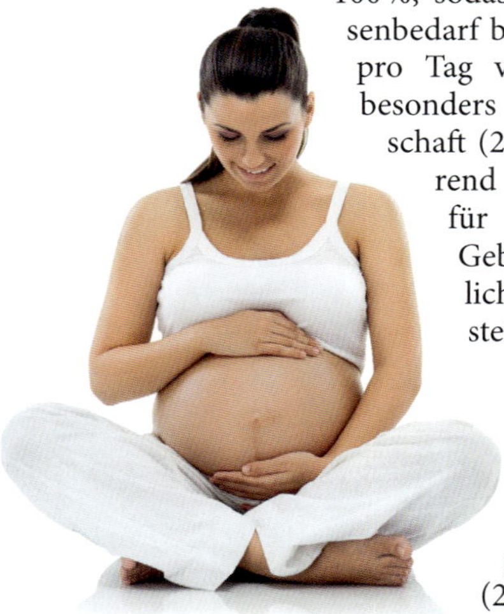

Da Vitamin D die Schlüsselproteine Hepicidin und Ferroportin des Eisenstoffwechsels beeinflusst, verringert ein guter 25(OH)D-Status (25(OH)D: 40–60 ng/ml) nach aktuellen Studien bei Schwangeren auch das Risiko eines Eisenmangels. Das Risiko der Kinder im späteren Lebensalter an ADHS zu erkranken wird nach aktuellen Studien an Schwangeren zudem durch einen gesunden mütterlichen Eisen- und Vitamin-D-Status verringert.

Eisenpräparate sollten im deutlichen Zeitabstand vor den Mahlzeiten genommen werden. Die gleichzeitige Einnahme mit Vitamin C verbessert die Resorption und Verträglichkeit.

Sport: Bessere Leistung und stabiles Immunsystem mit Eisen

Neben dem Energiestoffwechsel ist Eisen für den Sauerstofftransport im Blut und die Sauerstoffspeicherung im Muskel (Myoglobin) unverzichtbar. Daher zählt Eisen beim Sportler zu den am stärksten leistungslimitierenden Mikronährstoffen. Eisenmangelsymptome treten bei weiblichen Ausdauersportlern sehr häufig auf und können sich durch Müdigkeit, Kältegefühl, Infektanfälligkeit, Abnahme der Leistungsbereitschaft/-fähigkeit, vorzeitige Laktatazidose bis hin zur Blutarmut äußern.

Der Eisenbedarf ist bei Ausdauersportlern aus verschiedenen Gründen erhöht: 1.) Eisenverluste über den Schweiß (~ 0,5 mg/l, bei intensiver Belastung: bis zu 5 mg/h), Urin und Stuhl. 2.) Erhöhter Muskelaufbau ist verbunden mit Zunahme von Myoglobin und eisenhaltigen Enzymen. 3.) Die höhere Gesamtblutmenge beim Sportler mit mehr Erythrozyten und Hämoglobin. 4.) Die mechanische Zertrümmerung roter Blutkörperchen in den Gefäßen der Ferse („Marschhämolyse"). 5.) Ernährung (z. B. vegetarisch). 6.) Bei Sportlerinnen erfolgt zusätzlich ein Eisenverlust von 10–20 mg pro Menstruation.

Der Eisenstatus sollte bei wettkampf-/leistungsorientierten Athleten – vor allem weiblichen Ausdauersportlern – 1–2 × pro Jahr anhand von aussagekräftigen Laborwerten (z. B. Ferritin, löslicher Transferrin-Rezeptor) beim Arzt kontrolliert werden. Für Sportler werden Eisenpräparate mit guter Verfügbarkeit und Magen-Darm-Verträglichkeit empfohlen (z. B. Eisengluconat, Eisenfumarat).

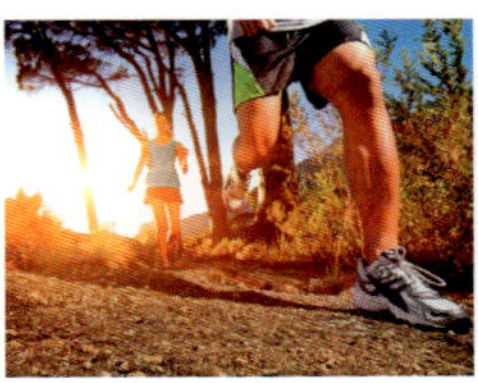

Herzinsuffizienz

Patienten mit Herzmuskelschwäche haben häufig einen Eisenmangel. Bereits ein leichter Eisenmangel ist nachteilig bei einer Herzinsuffizienz. Mit Eisen behandelte Patienten berichten über eine bessere Lebensqualität, sind generell belastbarer und müssen seltener ins Krankenhaus. Wahrscheinlich haben sie auch eine längere Überlebenszeit. Ursache dafür ist eine mitochondriale Dysfunktion. Eisen (Fe) ist als Cofaktor von Eisen-Schwefel-Clustern (Fe-S) in allen drei Komplexen, an denen Coenzym Q_{10} in der mitochondrialen Atmungskette eine Rolle spielt, beteiligt. Bei Eisenmangel können die Mitochondrien weniger ATP produzieren. Gerade der Herzmuskel ist aber für seine Pumpfunktion auf eine hohe Energiezufuhr angewiesen.

Eine Arbeitsgruppe von der Medizinischen Hochschule in Hannover hat nun herausgefunden, warum Eisen für die Herzfunktion so wichtig ist. Der intrazelluläre und mitochondriale Eisengehalt wird durch zwei mRNA-bindende, Eisen regulierende Proteine (IRP: Iron-Regulatory Proteins), IRP1 und IRP2 gesteuert. Schaltet man die IRP-Proteine bei Mäusen aus, entwickeln diese einen Eisenmangel im Herzmuskel, jedoch nicht im Blut oder in anderen Organen. Diese IRP-Mangel-Mäuse konnten die linksventrikuläre systolische (LV) Funktion nicht steigern als Antwort auf eine akute Belastung mit Dobutamin. Nach einem Herzinfarkt entwickelten die Tiere zudem eine ausgeprägte linksventrikuläre Dysfunktion und verstarben auch häufiger an letzterer. Als Pathomechanismus wurde nachgewiesen, dass die Aktivität der Fe-S-Cluster im Komplex I der mitochondrialen Atmungskette im linken Ventrikel bei IRP-Mangel-Mäusen reduziert war. Wurde diesen Mäusen Eisen verabreicht, konnten die Tiere ihre Eisenspeicher im Herzen auffüllen, die Herzmuskelzellen produzierten wieder ausreichend ATP und die Herzfunktion normalisierte sich.

Kommentar:
Die Herzinsuffizienz zählt zu den häufigsten Todesursachen in Deutschland. Generell sollte daher der Eisenhaushalt regelmäßig bei den betroffenen Patienten labormedizinisch anhand aussagekräftiger Laborparameter (z.B. löslicher Transferrin-Rezeptor, Ferritin) kontrolliert werden und bei Eisenmangel vom behandelnden Arzt Eisen verschrieben werden. Bei herzinsuffizienten Patienten sollte neben dem Eisenhaushalt auch der Vitamin-D-Status kontrolliert werden, da letzterer aufgrund seiner regulierenden Wirkung auf die Eisen-Hepcidin-Ferroportin-Achse eine enge Beziehung zum Eisen-Haushalt hat.

Eisen für das Kind

In der kindlichen Reifungs- und Entwicklungsphase ist eine optimale Versorgung mit gehirnaktiven Nährstoffen wie Eisen von besonderer Bedeutung. Dies betrifft sowohl die körperliche Entwicklung als auch die intellektuellen und sozialen Reifungsprozesse. In einer amerikanischen Studie an 5396 Schulkindern im Alter von 6 bis 16 Jahren schnitten die Kinder mit normalem Eisenstatus in den Tests zu Fähigkeiten in Lesen, Mathematik und verbalem Ausdruck deutlich besser ab als Kinder mit Eisenmangel. Mädchen zwischen 12 und 16 Jahren hatten am häufigsten einen Eisenmangel und zeigten mehr als doppelt so häufig schulische Leistungen – zum Beispiel im Fach Mathematik – die unter dem Durchschnitt lagen.

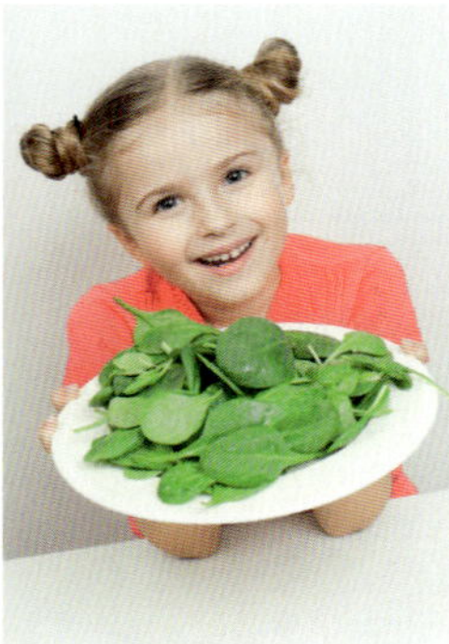

Kinder mit Eisenmangel sind oft energielos und blass, bleiben im Wachstum zurück und zeigen eine erhöhte Reizbarkeit. Eine Anämie (Blutarmut) ist meist ein spätes Zeichen des sich über Monate entwickelnden Eisenmangels. Von einem Risiko für Eisenmangel sind vor allem Kleinkinder und Jugendliche in der Wachstumsphase sowie Teenager mit beginnender Menstruation betroffen, insbesondere wenn sie sich unausgewogen und dem Schlankheitstrend folgend kalorienarm ernähren. Essstörungen wie Magersucht, an der etwa 1 % aller heranwachsenden Mädchen leiden, sind besonders problematisch für die Versorgung mit dem lebenswichtigen Mineralstoff Eisen.

Eisen für den Zappelphilipp

Hyperaktiv oder hypermotorisch – diese Bezeichnungen treffen auf Kinder zu, deren Verhalten durch drei Merkmale gekennzeichnet ist:

- Aufmerksamkeitsstörungen,
- Impulsivität,
- motorische Unruhe.

Fachsprachlich wird diese Kombination von Symptomen als Aufmerksamkeits-Defizit-Hyperaktivitäts-Syndrom (ADHS) bezeichnet. Wissenschaftlichen Studien zufolge sind die durchschnittlichen Konzentrationen an gehirnaktiven Nährstoffen wie Eisen, Magnesium, Zink und Omega-3-Fettsäuren bei hyperaktiven Kindern niedriger als bei gesunden.

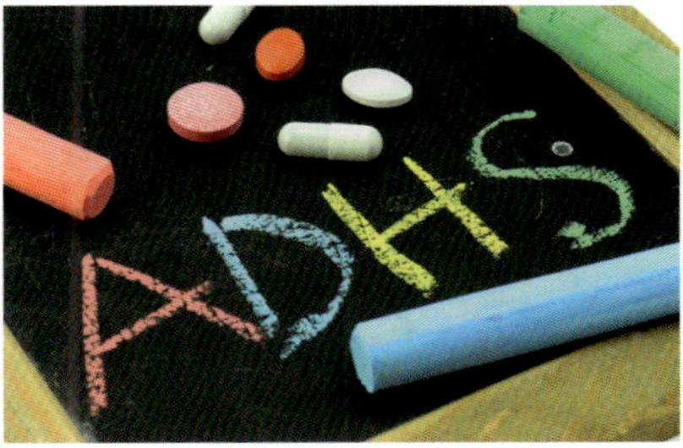

Bei Kindern mit ADHS ist vor allem der Haushalt des Nervenbotenstoffes Dopamin gestört. Eisen spielt bei der Bildung von Dopamin aus der Aminosäure L-Tyrosin eine wichtige Rolle. Daher sollte bei von ADHS betroffenen Kindern, wenn man eine Therapie mit Psychostimulanzien (z. B. Ritalin) erwägt, auch an die Nährstoffversorgung und die Ernährungsgewohnheiten gedacht werden.

Restless-Legs-Syndrom: Ein Fall für Eisen

Das Restless-Legs-Syndrom, RLS (Syndrom der ruhelosen Beine), ist eine neurologische Erkrankung mit einem erhöhten Bewegungsdrang in den Beinen. In der Umgangssprache wird RLS auch als „Rastloser Schlaf" bezeichnet. In Zuständen der Ruhe (z. B. Schlaf) klagen Patienten mit RLS in den Beinen und/oder Füßen an neuropathieartigen Empfindungsstörungen wie Kribbeln, Wärmegefühl oder Schmerzen. Die Missempfindungen lösen bei den Betroffenen einen unwiderstehlichen Drang aus, sich zu bewegen, die Muskulatur anzuspannen oder zu dehnen. Häufig treten auch unwillkürliche Bewegungen und Schlafstörungen auf.

Schätzungen zufolge sind etwa 5–10 % der deutschen Bevölkerung von RLS betroffen. Damit wäre RLS eine der häufigsten neurologischen Erkrankungen überhaupt. Die Ursachen des RLS sind noch nicht eindeutig geklärt. Eine zentrale Rolle bei der Entwicklung scheint jedoch eine Störung im Haushalt der Nervenbotenstoffe, insbesondere des Dopamins, zu spielen.

Bei RLS-Patienten ist häufig ein niedriger Eisen-Status (z. B. Ferritin < 50 µg/l), zum Teil auch ein Eisenmangel, nachweisbar. Bei RLS wird die Kontrolle des Eisen-Status und gegebenenfalls eine Supplementierung und/oder Infusionstherapie empfohlen.

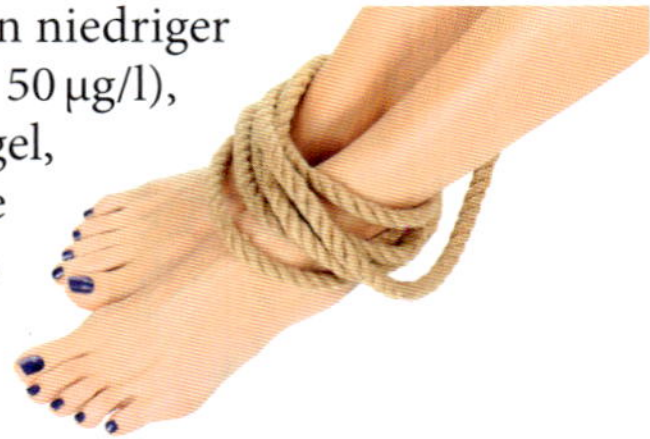

Phenylketonurie und Eisen

Eisenmangel ist bei Patienten mit Phenylketonurie häufig. Die Phenylketonurie ist eine angeborene Störung des Aminosäurestoffwechsels. Die Betroffenen müssen darauf achten, dass in ihrer Nahrung die Aminosäure Phenylalanin, die vor allem im tierischen Eiweiß vorkommt, gemieden wird.

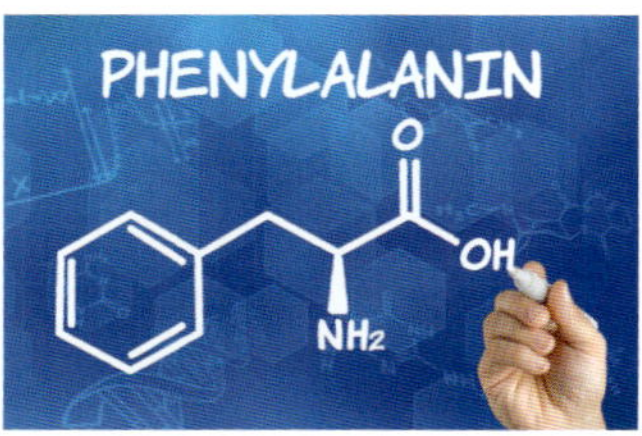

Durch das Meiden von tierischem Eiweiß wird der Patient auch schlechter mit Eisen und Selen versorgt. Eine schlechte Eisenversorgung wiederum stört auch die Carnitinsynthese. Patienten mit Phenylketonurie sollten deshalb mit Eisen, L-Carnitin und auch Selen versorgt werden.

Eisen bei Eisenmangelanämie

Eisen wird in höheren Dosierungen vor allem zur Therapie von Eisenmangelanämien, die durch einen erhöhten Bedarf in der Schwangerschaft, erhöhte Verluste, dialysepflichtige Niereninsuffizienz, häufiges Blutspenden sowie im Leistungssport auftreten können, eingesetzt. Bei einem ausgeprägten Eisenmangel können vom Arzt auch initial Eiseninfusionen angewendet werden, um das Eisendefizit möglichst schnell auszugleichen. Dies ist auch dann notwendig, wenn Eisen nur unzureichend über die Darmschleimhaut aufgenommen werden kann (z. B. bei Colitis ulcerosa). Ein Ferritinwert unter 30 µg/l zeigt eine Erschöpfung der für die Hämoglobin-Synthese zur Verfügung stehenden Körper-Eisen-Reserven an.

Eisen-Präparate bei erhöhtem Bedarf und bei Eisenmangel

Wer einen erhöhten Eisenbedarf hat, muss auf die ausreichende Zufuhr dieses essenziellen Spurenelementes achten. Nicht immer ist dies durch die Ernährung möglich. Eine ergänzende Zufuhr durch ein ernährungsphysiologisch sinnvoll dosiertes Präparat (z. B. 10–25 mg Eisen/1–3 × pro Tag) hilft bei der Erhaltung gesunder Eisenwerte. Sind bereits Symptome vorhanden, die auf einen Mangel hinweisen, können höhere Zufuhrmengen – auch Eiseninfusionen beim Arzt – über mehrere Wochen die Speicher füllen (z. B. 3 × 20 mg Eisen/Tag). Die Bestimmung des Ferritins, CRP und löslichen Transferrin-Rezeptors (sTfR) durch den Arzt sind geeignete Möglichkeiten der labormedizinischen Kontrolle des Eisenstatus.

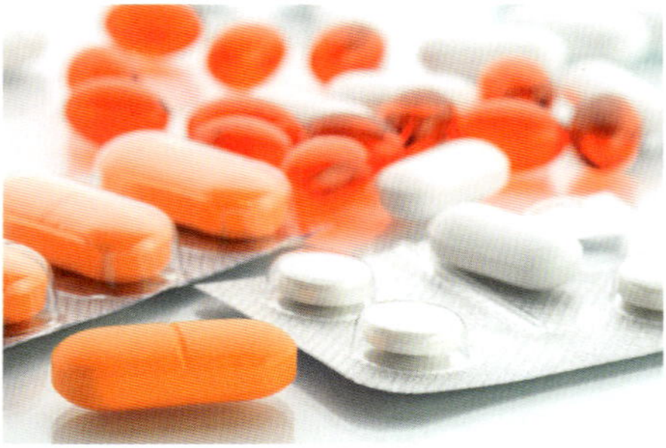

Ferritin ist nur ein Maß für den Eisenspeicher und kann durch Entzündungsprozesse verfälscht werden. Daher sollten zum Ferritin immer auch der Entzündungsparameter CRP sowie zur Untermauerung der Eisen-Diagnostik der lösliche sTfR bzw. Ferritin-Index sowie die Leberwerte (z. B. Gamma-GT) mit gemessen werden. Durch die gemeinsame Bestimmung von Ferritin und sTfR und nachfolgender Berechnung des Ferritin-Index kann zusätzlich zum Speichereisen auch das Funktionseisen (→ im Körper in aktiven biologischen Verbindungen gebundenes Eisen) beurteilt werden.

Labor: Eisen-Status
Ferritin im Serum (Normalwerte): a) Frauen: **30–150 µg/l** b) Männer: **30–300 µg/l**
Bei Frauen können Ferritinwerte ≤ 70 µg/l mit diffusem Haarausfall verbunden sein.
Löslicher Transferrin-Rezeptor (sTfR)* a) Frauen: 1,9–4,4 mg/l b) Männer: 2,2–5,0 mg/l * Die Referenzbereiche sind Test-abhängig.

Ihr Eisen-Check

Sind Sie ausreichend mit Eisen versorgt, oder lässt die Zufuhr an diesem wichtigen Nährstoff zu wünschen übrig? Checken Sie Ihre Risikofaktoren und Eisenmangelsymptome (Zutreffendes ankreuzen und mit jeweiliger Punktzahl multiplizieren).

Ernährung und Lebensstil (Rauchen, Alkohol, Sport)

Was trifft auf Sie zu? (5 Punkte pro Antwort)	
☐	Trinken Sie viel Kaffee (≥ 2 Tassen pro Tag) oder schwarzen Tee?
☐	Sind Sie Vegetarier (Eisen pflanzlicher Herkunft wird schlecht verwertet)?
☐	Trinken Sie häufig phosphathaltige Limonaden und/oder Cola?
☐	Lehnen Sie Fleisch- und Fischgerichte ab?
☐	Machen Sie häufig Schlankheitskuren?
☐	Treiben Sie regelmäßig Ausdauersport (z. B. Langstreckenläufe)?
☐	Haben Sie häufig starke Menstruationsblutungen?

Eisenmangelsymptome

Welche Symptome nehmen Sie an sich wahr? (10 Punkte pro Antwort)	
☐	Leiden Sie häufig unter Müdigkeit?
☐	Leiden Sie an Konzentrationsschwäche oder Leistungsabfall?
☐	Sind Sie anfällig für Infekte?
☐	Haben Sie brüchige Nägel oder Rillen in den Fingernägeln?
☐	Ärgern Sie sich über zunehmenden Haarausfall (v. a. als Frau)?
☐	Fühlen Sie sich häufig kraftlos, schlapp oder haben Appetitmangel?
☐	Reagieren Sie empfindlich auf Kälte und frösteln leicht (v. a. Frauen)?
☐	Haben Sie eingerissene, gerötete Mundwinkel?
☐	Leiden Sie an Kurzatmigkeit unter körperlicher Belastung (z. B. Treppensteigen)?

Risikogruppen

	Gehören Sie zu einer der folgenden Risikogruppen? (10 Punkte pro Antwort)
☐	Blutspender
☐	Frauen
☐	Schwangere und Stillende
☐	Frauen, mit starken Monatsblutungen (Menorrhagie)
☐	Frühgeborene, Säuglinge, Kleinkinder
☐	Heranwachsende
☐	Kinder mit Wachstumsstörungen
☐	Ausdauer- und Leistungssportler (v. a. Sportlerinnen)
☐	Marathonläufer, Radrennfahrer
☐	Vegetarier

Befindlichkeitsstörungen/Erkrankungen mit erhöhtem Bedarf

	Sind Sie von einer der folgenden Erkrankungen betroffen? (10 Punkte pro Antwort)
☐	Dialyse (Blutwäsche bei Nierenkranken)
☐	Gastritis (zu geringe Salzsäurebildung)
☐	Magen- oder Darmgeschwüre oder Darmerkrankungen (z. B. häufige Durchfälle, Colitis ulcerosa)
☐	Hämorrhoiden
☐	Phenylketonurie
☐	Restless-Legs-Syndrom
☐	ADHS
☐	Sprue
☐	Zöliakie (gestörte Eisenresorption)

Arzneimittel, die den Eisenbedarf erhöhen können

Nehmen Sie regelmäßig eines der folgenden Medikamente ein? (5 Punkte pro Antwort)	
☐	Abführmittel
☐	Antazida (Magensäurepuffer, -blocker)
☐	Antibiotika (Tetracycline)
☐	Aspirin
☐	Cortison-Präparate
☐	Blutfettsenker (Clofibrat, Colestyramin)
☐	Schmerzmittel (Blutungen im Magen und Darm bei langer Anwendung)

Summe der Punkte aus allen fünf Tabellen

Ernährung und Lebensstil	________	× 5 =	________
Eisenmangelsymptome	________	× 10 =	________
Risikogruppen	________	× 10 =	________
Erkrankungen	________	× 10 =	________
Arzneimittel	________	× 5 =	________
		Summe	________

Auswertung Ihres Eisen-Checks:

A: Sie haben weniger als 15 Punkte?

Sie dürften ausreichend mit Eisen versorgt sein. Es liegen bei Ihnen nahezu keine Anzeichen vor, die auf eine unzureichende Versorgung mit Eisen hinweisen oder einen erhöhten Bedarf durch Erkrankungen anzeigen.

B: Sie haben 15 bis 20 Punkte?

Bei Ihnen kann man nicht unbedingt davon ausgehen, dass Sie ausreichend mit Eisen versorgt sind. Möglicherweise gehören Sie einer Risikogruppe an (z. B. Blutspender, Frauen mit starken Menstruationsblutungen) oder haben einen erhöhten Eisenbedarf durch Ihre Ernährungsgewohnheiten (z. B. Vegetarier).

C: Sie haben mehr als 25 Punkte?

Bei Ihnen ist ein erhöhter Eisenbedarf zu vermuten – gestörte Eisenaufnahme durch Arzneimittel (z. B. Antazida) und/oder durch eine Erkrankung (z. B. Nierenerkrankung)? Eine labormedizinische Kontrolle Ihrer Eisenversorgung (z. B. Ferritin und löslicher Transferrin-Rezeptor) könnte sinnvoll sein. Sprechen Sie mit Ihrem Arzt darüber.

Auswahl von Eisen-Präparaten (ohne Wertung)

Präparatename	Inhaltsstoffe	Firma
Ferroform® 15 Metafolin®+	15 mg gut verträgliches Eisen mit Metafolin® plus Vitamin C und L-Cystein	FormMed
Ferro sanol® duodenal mite 50 mg	50 mg Eisen als Eisen-II-glycin-sulfat	Sanol GmbH
Ferrotone®	5 mg Eisen/Beutel aus natürlichen Quellen	Nelsons
Ferroverde®	14 mg Eisen aus reiner pflanzlicher Quelle (Curryblatt-Eisen) und 40 mg Vitamin C	Nicapur
Ferro-Folgamma®	37 mg Eisen plus Folsäure plus Vitamin B_{12}	Wörwag
Ferrum Verla®	35 mg Eisen als Eisengluconat	Verla
Floradix® Eisen-Folsäure-Dragees	40 mg Eisen-II-gluconat, 10 mg Vitamin B_3, 0,5 mg Vitamin B_1 und 0,4 mg Folsäure	Salus Pharma
Pure Eisen-C mit Vitamin C	15 mg Eisen (als citrat) plus 175 mg Vitamin C	Pure Encapsulations

Literatur für Ihren Arzt und Apotheker

Bacchetta J, Zaritsky JJ, Sea JL et al. Suppression of iron-regulatory hepcidin by vitamin D. J Am Soc Nephrol, 25 (3): 564–72, 2014

Beard JL. Iron biology in immune function, muscle metabolism and neuronal functioning. J Nutr, 131 (2S-2): 568S–579S, 2001

Bener A, Kamal M, Bener H, Bhugra D. Higher prevalence of iron deficiency as strong predictor of attention deficit hyperactivity disorder in children. Ann Med Health Sci Res, 4 (Suppl 3): S291–S297, 2014

Brownlie T 4th, Utermohlen V, Hinton PS, Haas JD. Tissue iron deficiency without anemia impairs adaptation in endurance capacity after aerobic training in previously untrained women. Am J Clin Nutr, 79 (3): 437–443, 2004

Conrad ME, Umbreit JN. Iron absorption and transport – an update. Am J Hematol, 64 (4): 287–298, 2000

Galy B, Ferring-Appel D, Sauer SW, et al. Iron regulatory proteins secure mitochondrial iron sufficiency and function. Cell Metab. 12(2): 194–201, 2010.

Gröber U. Mikronährstoffe. Metabolic Tuning – Prävention – Therapie. 3. Aufl., Wissenschaftliche Verlagsgesellschaft Stuttgart, 2011

Grote L et al. A randomized, double-blind, placebo controlled, multi-center study of intravenous iron sucrose and placebo in the treatment of restless legs syndrome. Mov Disord, 24 (10): 1445–1452, 2009

Haddad S, Wang Y, Galy B, et al. Iron-regulatory proteins secure iron availability in cardiomyocytes to prevent heart failure. Eur Heart J. 38(5): 362–372, 2017.

Hornyak M, Scholz H, Kiemen A, Kassubek J. Investigating the response to intravenous iron in restless legs syndrome: An observational study. Sleep Med, 13 (6): 732–735, 2012

Lieu PT, Heiskala M, Peterson PA, Yang Y. The roles of iron in health and disease. Mol Aspects Med, 22 (1–2): 1–87, 2001

McLean E, Cogswell M, Egli I, Wojdyla D, de Benoist B. Worldwide prevalence of anaemia. WHO Vitamin and Mineral Nutrition Information System, 1993–2005. Public Health Nutr, 12 (4): 444–454, 2009

Pichler I, Del Greco MF, Gögele M et al. Serum iron levels and the risk of Parkinson disease: a mendelian randomization study. PLoS Med, 10 (6): e1001462. doi: 10.1371/journal.pmed.1001462, 2013

Soto-Insuga V, Calleja ML, Prados M et al. Role of iron in the treatment of attention deficit-hyperactivity disorder. An Pediatr (Barc), 79 (4): 230–235, 2013

Thomas CE, Guillet R, Queenan RA et al. Vitamin D status is inversely associated with anemia and serum erythropoietin during pregnancy. Am J Clin Nutr, 102 (5): 1088–1095, 2015

Apotheker Uwe Gröber
Professor Dr. med. Klaus Kisters
Akademie für Mikronährstoffmedizin
Zweigertstraße 55, 45130 Essen
www.vitaminspur.de

Ein Patientenratgeber von Ihrer Apotheke / Arztpraxis

Titelbild: ZoneCreative/iStockphoto.com, S. 2: Gina Sanders/fotolia.com,
S. 3: Monkey Business/fotolia.com, S. 4: Ilona Baha/fotolia.com,
S. 8: SENTELLO/fotolia.com, Linda Steward/iStockphoto.com,
S. 9: Oksana Kuzmina/fotolia.com, S. 10: Doris Köhl, S. 11: aki/fotolia.com,
S. 12: Igor Mojzes/fotolia.com, S. 13: Daxiao Productions/fotolia.com,
S. 17: djama/fotolia.com, S. 18: Nobilior/fotolia.com, S. 18: Zerbor/fotolia.com,
S. 20: nikesidoroff/fotolia.com, S. 5, 16: Gorilla/fotolia.com

PZN 13826753

ISBN 978-3-8047-3782-2

9 783804 737822

WVG

www.wissenschaftliche-verlagsgesellschaft.de